W. Benzer G. Stocker L. Simma

Rehabilitation nach Myokardinfarkt in ambulanten Koronarsportgruppen

Mit 9 Abbildungen und 4 Tabellen

Springer-Verlag Berlin Heidelberg New York
London Paris Tokyo

Dr. med. Werner Benzer
Institut für Sportmedizin
Landeskrankenhaus Feldkirch
Carinagasse 47
A-6807 Feldkirch/Tisis

Professor Gerhard Stocker
Bundesoberstufenrealgymnasium
Höchsterstraße 32
A-6850 Dornbirn

Dr. med. Leo Simma
Facharzt für Psychiatrie und Neurologie
Bahnhofstraße 8 a
A-6700 Bludenz

ISBN13: 978-3-540-17060-0 **e-ISBN13: 978-3-642-71570-9**

DOI:10.1007/978-3-642-71570-9

CIP-Kurztitelaufnahme der Deutschen Bibliothek
Benzer, Werner : Rehabilitation nach Myokardinfarkt in ambulanten Koronarsportgruppen / W. Benzer; G. Stocker; L. Simma. - Berlin; Heidelberg; New York; London; Paris; Tokyo: Springer 1987

NE: Stocker, Gerhard:; Simma, Leo:

Satz, Druck und Bindung: Appl, Wemding
2119/3145-543210

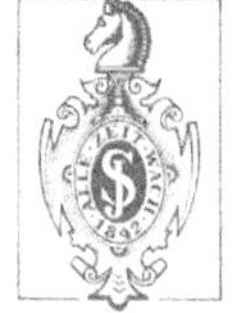

Geleitwort

Daß ich zu einem Geleitwort zu dieser Schrift eingeladen worden bin, ist für mich nicht nur eine Ehre, sondern eine besondere Freude. Als kardiologischer Rehabilitationskliniker, der als Österreicher seine Konzepte erst in der Bundesrepublik realisieren konnte, bin ich glücklich zu sehen, wie konsequent die Prinzipien einer wirksamen kardiologischen Prävention und Rehabilitation nun in der alten Heimat und da besonders in Vorarlberg weiterentwickelt werden. Die Zusammensetzung des Verfasserteams dieser Schrift spiegelt nämlich genau die Schwerpunktverteilung wider, auf die es ankommt:

solide Kardiologie, sportwissenschaftliche Bewegungstherapie und Gruppenpsychotherapie.

Diese Schrift, welche auf den kritisch aufgearbeiteten, bewährten Erfahrungen der drei engagierten Autoren aufbaut, ist mehr als eine Standortbestimmung. Sie kann als eine lehrbuchmäßige, aber straffe Einführung in eine neue Form interdisziplinärer Gruppenmedizin gelten, welche die weltweiten Erfahrungen in diesem Bereich - insbesondere auch an den 1200 ambulanten Herzgruppen der Bundesrepublik Deutschland - an die Bedingungen Österreichs anpaßt.

Möge diese Schrift aus dem westlichsten Bundesland bald in ganz Österreich Schule machen.

Bad Berleburg, im Juli 1986 M. J. Halhuber

Inhaltsverzeichnis

1 Definition und Zielsetzung

Eine effiziente Bekämpfung der hohen Morbidität und Mortalität der koronaren Herzkrankheit (KHK) kann nur durch Intervention im gesamten Krankheitsablauf erfolgen. Demnach muß im Rahmen einer suffizienten Therapie *Primärprävention, Akuttherapie und Sekundärprävention* als eine Einheit betrachtet werden. Ohne den Wert der Primärprävention und der Akuttherapie als wesentlichen Beitrag zur Reduktion der Morbidität und Mortalität der KHK schmälern zu wollen, soll sich die vorliegende Übersicht vorwiegend mit der Rehabilitation bzw. Sekundärprävention nach abgelaufenem Myokardinfarkt in ambulanten Koronarsportgruppen beschäftigen. Dabei soll der gesundheitsökonomische Wert von langfristigen Maßnahmen, insbesondere bei Herz-Kreislauf-Erkrankungen nicht unerwähnt bleiben, obwohl er nicht Gegenstand dieser Abhandlung ist. Die Investitionen im Gesundheitswesen konzentrieren sich auch im Formenkreis der Herz-Kreislauf-Erkrankungen auf die kurative Medizin. Die Medizin läuft dadurch Gefahr, eine mit einem großartigen Arsenal an Technik und naturwissenschaftlichen Wissen ausgestattete Reparaturwerkstätte zu sein. Sie setzt heute dort ein, wo bereits Schaden entstanden ist, und hört vielfach bereits dort wieder auf, wo dieser Schaden kurzfristig behoben worden ist. Es ist naheliegend, daß die Sekundärprävention als Erhalterin der durch die kurative Medizin erreichten Stabilisation eines Krankheitsbildes, in diesem Falle der KHK, den vielleicht wesentlichsten Stellenwert in der Eindämmung der in letzter Zeit soviel diskutierten Kostenexplosion im Gesundheitswesen hat [25].
Seit Jahrzehnten wird dem körperlichen Training ein positiver Effekt in der Rehabilitation nach Myokardinfarkt zugesprochen [32, 42, 62].

Unter Rehabilitation wird nach der klassischen Definition der WHO das *Wiedererreichen von körperlichem, geistigem und sozialem Wohlbefinden* verstanden.

Im Bereich der Kardiologie wurde die Definition von mehreren Autoren präzisiert. Eine besonders treffende Definition scheint Halhuber gefunden zu haben. Er versteht unter Rehabilitation das Ziel: *„Leben lernen mit einer chronischen Behinderung"*.

Dies trifft besonders auf den Patienten nach Myokardinfarkt zu. Unbestritten führt eine mehr oder weniger große Infarktnarbe zu einer dementsprechend mehr oder weniger ausgeprägten Reduktion der linksventrikulären Auswurfleistung. Alle Formen der körperlichen Belastung können im Vergleich mit dem Stadium vor dem Infarkt in derselben Intensität nicht mehr durchgeführt werden bzw. nur durch diverse kompensatorische Mechanismen des Herz-Kreislauf-Systems annähernd erreicht werden. Aufgrund dieser Tatsache von einer Behinderung zu sprechen, ist sicher nicht zu weit hergeholt.

Neben der rein organischen Belastbarkeit bzw. Leistungsfähigkeit ist nicht zuletzt der psychische Druck nach Myokardinfarkt zu erwähnen und ebenso als chronische Behinderung anzusehen [22, 69, 84]. Durch eine effiziente Rehabilitation können beide Problemkreise in einer Weise beeinflußt werden, die dem Patienten eine Lebensqualität vermitteln kann, wie er sie vor dem Ereignis als selbstverständlich angesehen hat [41].

Aus der Kenntnis des positiven Effekts der Rehabilitation nach Myokardinfarkt entwickelten sich neben diversen Empfehlungen zur raschen Frühmobilisation nach dem Akutereignis [53, 68] und dem breiten Ausbau der stationären Rehabilitation im Sinne des Anschlußheilverfahrens [15, 57], insbesondere auch Bestrebungen zur Weiterführung der Bewegungstherapie in ambulanten Koronarsportgruppen über einen möglichst langen Zeitraum [9, 14, 26, 27, 31, 37, 38, 43, 50, 63].

Die eminente Bedeutung der Langzeitbetreuung von Patienten in ambulanten Koronarsportgruppen ist durch diverse Studien belegt, die den Effekt der stationären Rehabilitation über die Entlassung aus dem Rehabilitationszentrum hinaus verfolgt haben (Abb. 1 und 2).

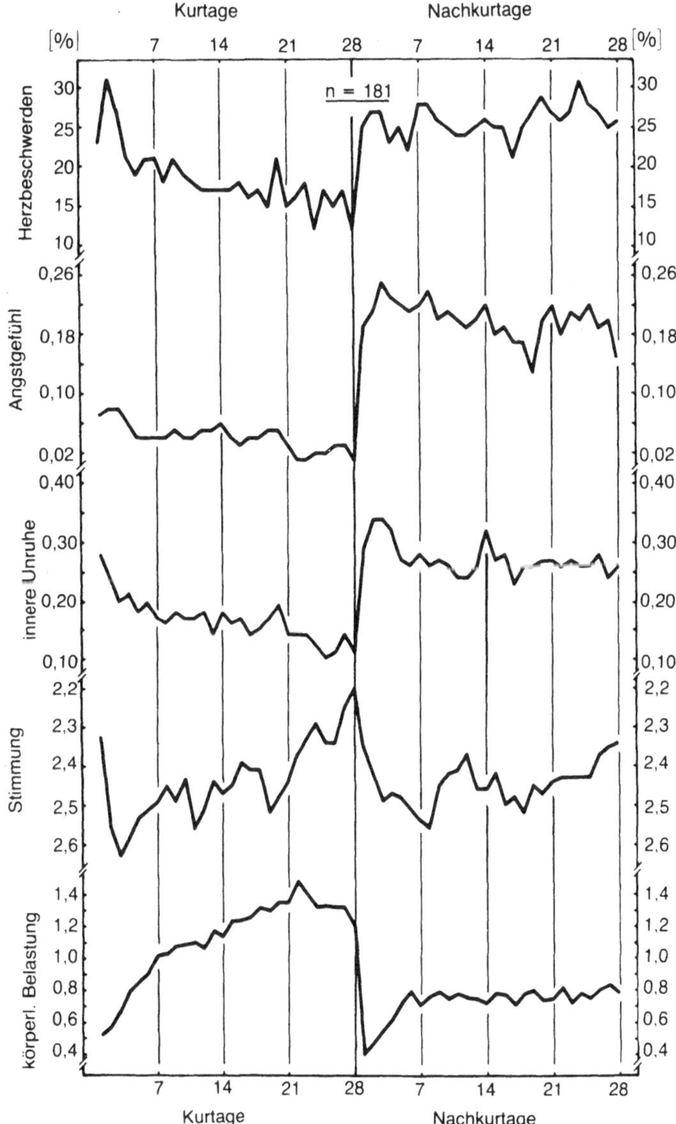

Abb. 1. Prozentuale bzw. durchschnittliche Verläufe von „Tagebucheintragungen" in den ersten 4 Wochen während und nach einem Rehabilitationsaufenthalt [17]

Hat Ihnen die Koronarsportgruppe geholfen?

	ja	nein
a) **Bewältigung der Risikofaktoren**		
Besserung von Bewegungsmangel	12	0
Streßbewältigung	10	2
Gewichtsreduktion	6	6
Rauchen abgewöhnt oder reduziert	6	1
b) **Bewältigung der Krankheit**		
Abbau der Angst vor einem neuen Infarkt	11	1
Vergessen der Krankheit	8	4
Abbau der Bewegungsangst	12	0
Über Krankheit besser informiert	12	0
c) **Motivation zum Sport**		
Freude am Sport gebracht	12	0
Sportliche Betätigung leichter gemacht	11	1
Bewußt gemacht, daß Sport gesund ist	12	0
Bessere Kenntnis über mögliche Belastung	12	0
d) **Objektivierbare Verbesserung der körperlichen Leistungsfähigkeit**		
Fühle mich besser trainiert	12	0
Alltagsbelastungen besser gewachsen	11	1
Körperliche Tätigkeit in der Freizeit fällt leichter	9	3
Extrembelastungen besser toleriert	8	4
Weniger starke Herzschmerzen bei gleichbleibender Belastung	8	4

Abb. 2. Umfrage über den subjektiven Eindruck der Patienten bezüglich der Effizienz der Rehabilitation in der Koronarsportgruppe

Hier erscheinen insbesondere die Arbeiten von Breithaupt und Krasemann richtungweisend [17, 57].

Ein zentrales Anliegen dieser Studien bestand darin, über einen längeren Zeitraum hinweg in verschiedenen individuellen wie auch ökologischen Funktionsbereichen Normalisierungen anzustreben, die Voraussetzung für ein Sistieren bzw. eine Umkehr des Krankheitsprozesses sind.

Da die Rückbildung der koronaren Veränderungen, wenn überhaupt möglich, wahrscheinlich ebenso viel Zeit beansprucht wie

ihre Entstehung, ist mit dem echten Erfolg nur bei Beginn der Maßnahmen unmittelbar nach dem Akutereignis und stetem Beibehalten der einmal eingeschlagenen Therapieroute zu rechnen. Allein durch die stationäre Rehabilitation läßt sich dieses Ziel nicht erreichen.
Die Hauptlast der sog. „comprehensive care“ liegt somit auf der ambulanten Nachsorge, die evtl. durch Wiederholungen der stationären Rehabilitationsmaßnahmen unterstützt und ergänzt werden kann.

1.1 Zielsetzung des Arztes

1.1.1 Verbesserung der Ausdauerleistungsfähigkeit

Naturgemäß galt das besondere Interesse vieler Untersucher einer meßbaren und reproduzierbaren Effizienz des Rehabilitationseffekts in Koronarsportgruppen. Mehrere Studien konnten positive Effekte auf das kardiozirkulatorische System belegen [4, 10, 21, 23, 32, 36, 47, 58, 60, 61, 64, 67, 74, 86].
Auch in eigenen Untersuchungen konnten wir positive Auswirkungen auf die Ausdauerleistungsfähigkeit durch regelmäßiges körperliches Training von Patienten nach Herzinfarkt feststellen. Durch ein wöchentliches, je 1stündiges Training in der Koronarsportgruppe und durch tägliches, je 20minütiges Training zu Hause, konnten bereits im Verlaufe eines halben Jahres eine Steigerung der maximalen Sauerstoffaufnahme (Abb. 3), eine Verbesserung des Sauerstoffpulses (Abb. 4), der Belastbarkeit an der anaeroben Schwelle (Abb. 5) und somit der Dauerleistungsfähigkeit selbst erzielt werden. Dieser Effekt war allerdings bei Patienten mit geringgradiger KHK (Gruppe A) deutlicher. Patienten mit fortgeschrittener KHK (Gruppe B) konnten nur einen geringen Trainingseffekt erzielen. Patienten mit β-Blocker (Gruppe C) erzielten denselben Trainingseffekt wie Patienten ohne β-Blockertherapie.

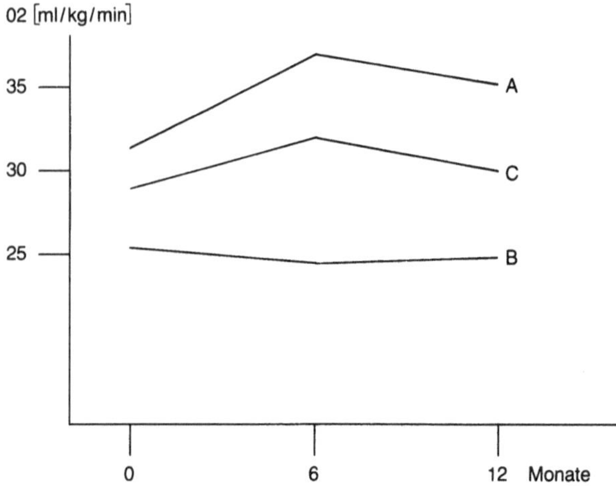

Abb. 3. Verhalten der Sauerstoffaufnahme bei Patienten nach Myokardinfarkt durch regelmäßiges Ausdauertraining im extensiven Bereich

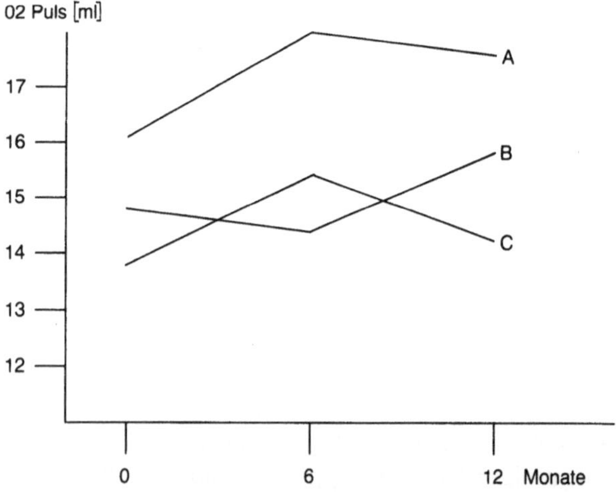

Abb. 4. Verhalten des Sauerstoffpulses bei Patienten nach Myokardinfarkt durch regelmäßiges Ausdauertraining im extensiven Bereich

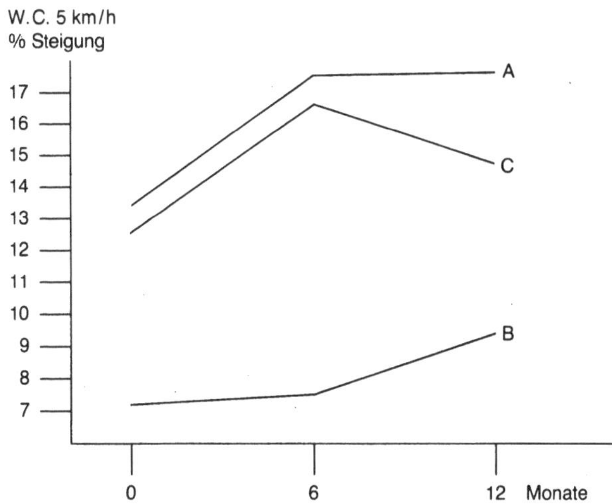

Abb. 5. Verhalten der Belastbarkeit bei Patienten nach Myokardinfarkt durch regelmäßiges Ausdauertraining im extensiven Bereich (*W. C.* „work capacity“)

1.1.2 Abbau der Risikofaktoren

Risikofaktoren für KHK sind Faktoren, bei deren Vorhandensein die Wahrscheinlichkeit, daß ein Herzinfarkt auftritt, deutlich erhöht ist. Durch das gleichzeitige Vorhandensein mehrerer Risikofaktoren wird das sog. koronare Risiko nicht nur addiert, sondern potenziert (vgl. Framingham Study).

Anerkannte Standardrisikofaktoren:

1) Risikofaktoren, die nicht beeinflußbar sind:
Alter,
Geschlecht,
Veranlagung.

2) Risikofaktoren, die an sich eine Grundkrankheit darstellen, zusätzlich jedoch ein erhöhtes Infarktrisiko mit sich bringen:
Bluthochdruck,
Diabetes mellitus,
Hypercholesterinämie,

Hypertriglyzeridämie,
Übergewicht (Fettsucht),
(Hyperurikämie).

3) Risikofaktoren, die durch unsere Lebensweise, durch unsere Gesellschaft und Gewohnheiten geprägt werden:
Überernährung,
Fehlernährung,
Nikotinabusus,
Bewegungsmangel,
Streß.

Es gibt gesicherte Erfahrungen über eine günstige Beeinflussung der Risikofaktoren, wenn in der Koronarsportgruppe eine umfassende Rehabilitation unter Berücksichtigung aller Teilaspekte durchgeführt wird [2, 3, 4, 6, 9, 13, 16, 19, 31, 34, 38, 39, 44, 65, 77, 85, 87].
Auch eigene Untersuchungen konnten zeigen, daß durch regelmäßiges körperliches Training in der Koronarsportgruppe und zusätzliches Training zu Hause, begleitet von dementsprechenden diätetischen Maßnahmen [16] und psychologischer Betreuung bei Patienten nach Myokardinfarkt mit erhöhten Risikofaktoren im Verlaufe eines Jahres bei einem Großteil der Patienten das Gesamtcholesterin gesenkt (Abb. 6), bei Patienten mit Trainingseffekt der HDL-Anteil am Gesamtcholesterin erhöht (Abb. 7) und das Körpergewicht selbst stabil gehalten werden konnte. Der Bewegungsmangel wurde weitgehend abgebaut und das Rauchen fast vollständig aufgegeben (Abb. 1). Hierbei war kein wesentlicher Unterschied zwischen Patienten mit geringem Schweregrad gegenüber Patienten mit fortgeschrittenem Schweregrad der KHK festzustellen (Gruppen wie Abb. 3-5 unter 1.1.1).

1.1.3 Erfassung von Risikopatienten

Es gibt kaum eine Institution, wo dem Therapeuten die Möglichkeit gegeben wird, in Ruhe und in Form von Einzelgesprächen über die übliche Ordination hinaus auf die Krankheit so einzugehen, wie es in der Koronarsportgruppe der Fall ist. Durch den

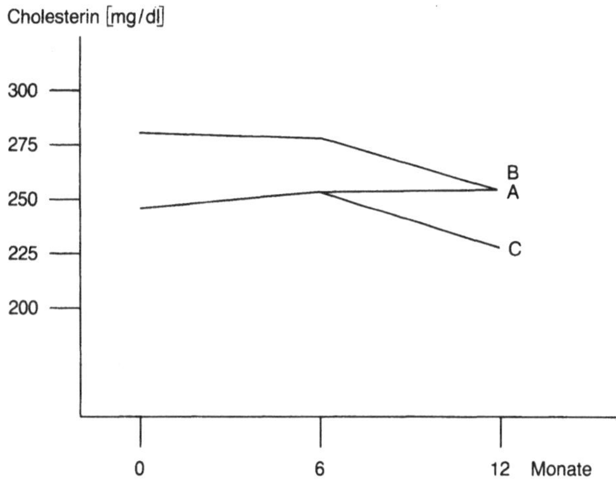

Abb. 6. Verhalten des Gesamtcholesterins bei Patienten nach Myokardinfarkt durch Diätberatung und Bewegungstherapie

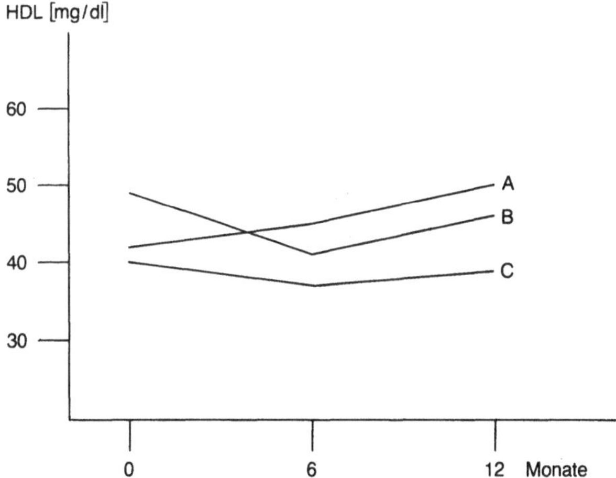

Abb. 7. Verhalten des HDL-Cholesterins bei Patienten nach Myokardinfarkt durch Diätberatung und Bewegungstherapie

regelmäßigen Kontakt zwischen Arzt und Patient im Rahmen der Übungsabende erhält der Arzt exakte Kenntnisse über die symptomlimitierte Belastungstoleranz unter laufender Therapie. Dadurch ist es ihm möglich, eine solide Indikation für eventuelle weitere invasive Maßnahmen bis hin zur Koronarangiographie und Bypassoperation abzuschätzen. Auch kann von ärztlicher Seite in Ruhe auf Risikofaktoren eingegangen und der Patient entsprechend gut beraten werden. Nicht zuletzt aber können mannigfaltige Fragen um das Leben mit einer KHK so individuell beantwortet werden, wie es an anderer Stelle nicht möglich wäre.

1.2 Zielsetzung des Übungsleiters

Grundsätzlich geht es bei allen Lernzielüberlegungen um die Möglichkeiten einer Verbesserung der *Handlungsfähigkeit* als auch der *Handlungsbereitschaft* in Sport und Bewegung.
Es lassen sich 3 Lernzielbereiche unterscheiden.

1.2.1 Motorischer Lernzielbereich

- Motorische Eigenschaften (besonders der Ausdauer, der Geschicklichkeit etc.).
- Motorische Fertigkeiten (die u. U. auch eine praktische Bedeutung für den Alltag haben).
- Taktische Leistungsfähigkeit (z. B. Handlungsfähigkeit im Spiel).

1.2.2 Kognitive Lernziele

- Reproduktive Lernziele: Kenntnis und Anwendung des Gelernten (dies reicht vom Wissen über gesunde Lebensführung bis zu Regelkenntnissen u. ä.).

- Produktive Lernziele: kreatives Erfahren von Umgebung, Natur, Geräten, Gestalten und Variieren von Situationen.

1.2.3 Affektive Lernziele

- Sportmotivation/Interesse/Leistungsbestätigung/Selbsterfahrung.
- Sportspezifisches Rollenverhalten (z. B. Fairneß, Kooperation etc.).
- Reduktion von Triebspannungen.

1.3 Zielsetzung des Psychotherapeuten

Neben der rein kardiologischen und sportlichen Seite der Rehabilitation von Patienten nach Myokardinfarkt kommt in letzter Zeit der Psychosomatik und den psychosozialen Faktoren eine wachsende Bedeutung zu.
Seit Osler [70] „Streß und Leistungstrieb“ erstmals 1910 als Risikofaktoren nannte und Dunbar um 1950 [28] eine erste Beschreibung einer „koronaren Persönlichkeit“ versuchte, sind eine Reihe von Untersuchungsergebnissen bekannt geworden, welche einen eindeutigen Zusammenhang zwischen Entstehen und Weiterentwicklung der KHK einerseits und psychologischen Faktoren andererseits aufzeigen, auch wenn letztlich die pathogenetischen Verknüpfungen innerhalb der multifaktoriellen Ätiologie immer noch nicht ganz klar geworden sind [29, 72].
Immerhin scheint es möglich, den Faktor „psychosozialer Streß“ genauer zu definieren [24].

1.3.1 Rolle der sozialen Faktoren

Im Gegensatz zu der „landläufigen Meinung“, wonach die KHK den führenden und begüterten Gesellschaftsschichten vorbehalten ist (Direktoren, Manager usw.), ergibt sich aus verschiedenen

amerikanischen Arbeiten geradezu das Gegenteil. Danach sind Leute mit kürzerer Schulbildung und geringerer Adaptationsfähigkeit im Zusammenhang mit den komplexen Problemen des modernen Stadtlebens wesentlich mehr gefährdet [52].
Weitere soziale Faktoren, welche das KHK-Risiko erhöhen, sind:

a) häufiger Wohnungs- und Berufswechsel,
b) niedriges soziales kulturelles Niveau und niedrige Bildungsstufe im Vergleich zur gegenwärtigen Stellung im Berufsleben,
c) deutliche Diskrepanz zwischen dem Betroffenen und seinen Angehörigen (Partner, Eltern) in bezug auf Erziehung, finanzielle Lage, Religion, ethnische Gruppe,
d) Abwandern eines einzelnen oder einer Gruppe in eine andere Gemeinschaft.

Allen diesen Faktoren ist gemeinsam, daß der Betroffene gezwungen ist, sich einem soziokulturellen Modell anzupassen, das nicht das seine ist. Folglich muß er ein Verhalten entwickeln, das von seinen Gewohnheiten abweicht [51, 82, 83].

1.3.2 Rolle der Verhaltensfaktoren
(Typ-A- und Typ-B-Verhalten)

Friedman u. Rosenman sowie andere Untersucher wiesen in zahlreichen Arbeiten nach, daß Patienten, die an einer KHK leiden, sehr oft ein gewisses Verhaltensmuster aufweisen, das sie als *Typ-A-Verhalten* bezeichneten [33, 73].
Solche Individuen sind u.a. durch einen ungewöhnlichen Wettbewerbssinn gekennzeichnet und auf aggressive Weise in ständigen Wettstreit verwickelt, weil sie in möglichst kurzer Zeit möglichst viel erreichen wollen - dies sowohl im Berufsleben wie auch in der Freizeit.
Im Gegensatz dazu zeigen *Typ-B-Individuen* ein Verhalten, welches weniger mit KHK korreliert. Sie sind weniger getrieben, können ehrgeizig sein, doch bleiben sie bei diesem Ehrgeiz zuversichtlich und ausgeglichen.

Zur Untersuchung dieser Verhaltensweisen diente ursprünglich das sog. strukturierte Interview. Später wurden standardisierte Fragebogen entworfen, wie z. B. die Bortner Scale und der Jenkins Activity Survey. Neben zahlreichen retrospektiven Arbeiten sind auch einige prospektive Studien durchgeführt worden. So konnten Rosenman et al. [73] bei mehr als 3500 Männern im Alter von 39-59 Jahren zeigen, daß bei Typ-A-Personen in den folgenden 8 Jahren der Beobachtung die KHK mehr als doppelt so häufig auftrat wie bei Typ-B-Personen.

1.3.3 Persönlichkeitsstruktur

Neben den bisherigen Verhaltens- und sozialen Aspekten lassen sich auch durch psychologische Analysen der Persönlichkeitsstruktur weitere Aufschlüsse über Risikofaktoren der KHK gewinnen. Neben Jouve ([54]; zwanghafte Persönlichkeitsstruktur) ist hier besonders die Gruppe um Marty [66], die von der sog. *psychosomatischen Persönlichkeitsstruktur des Patienten mit KHK* spricht, zu erwähnen. Ohne die Beachtung nachfolgender Persönlichkeitsvarianten, welche bei diesen Patienten in überhöhtem Maße vorkommen, müssen Rehabilitationsbemühungen als unvollständig angesehen werden.

Psychosomatische Persönlichkeitsstruktur

- Enormer Einsatz bei der Arbeit und große Bereitschaft, Verantwortung zu übernehmen;
- übertriebener Perfektionismus, der u. a. darauf abzielt, jeglicher Kritik zuvorzukommen, Pedanterie, Ordnungssinn;
- Unfähigkeit, anderen Ermächtigung und Verantwortung zu übertragen;
- der Wunsch, die Umgebung und sich selbst streng unter Kontrolle zu halten;
- Neigung, Gefühle - insbesondere Angst - zu unterdrücken und gefühlsbedingte Reaktionen durch Rationalisierung zu verhindern;

- große Schwierigkeiten, Aggressivität anders auszudrücken als durch impulsive und explosive Anfälle, die nicht voraussehbar sind;
- ein ständiger Kampf um Erfolg im Beruf;
- die Suche nach herausfordernden Situationen;
- Gefühl der Allmacht und Unverletzlichkeit (beispielsweise in bezug auf die Erkrankung); fehlende Schonung des Körpers und der Gesundheit, Verleugnung der Grenzen der eigenen Widerstandskraft;
- Intoleranz gegenüber jeglicher Infragestellung der eigenen Person;
- Zerbrechlichkeit bei Mißerfolg;
- ausgeprägtes Bedürfnis, von den anderen geliebt und geschätzt zu werden;
- stetiges Trachten nach Erfolg; Bedürfnis, sich durch seine Fähigkeit zu bestätigen;
- äußerst armselige Phantasie- und Traumwelt, Beschränkung auf die Realität und das Konkrete;
- unerfülltes Leben außerhalb des Berufes;
- ausgeprägte Hyperaktivität;
- Unfähigkeit, sich zu entspannen, untätig zu sein, sich auszuruhen (die Vorstellung der Untätigkeit ist beängstigend);
- seltene Freizeitbeschäftigungen und Ferien; Freizeitgestaltung ist gewöhnlich auf Aktivität ausgerichtet (wettbewerbsmäßiger Sport, Basteln, Gärtnern, Hausbau);
- scheinbar beispielhafte soziale Anpassung, die häufig mit einer allgemeinen Unzufriedenheit in Kontrast steht, die aber selten zum Ausdruck kommt;
- dürftiges Sexualleben; allgemeine Unfähigkeit, sich zu vergnügen.

Diese Merkmale sind bezeichnend für den *zwanghaften Charakter*, die *narzißtische Zerbrechlichkeit* (Bedürfnis nach narzißtischer Bestätigung, Ideal des megalomanischen Ichs), das *wirk-*

lichkeitsgebundene Denken und die Verhaltensmuster, die von diesen Tendenzen ausgehen, insbesondere die *Hyperaktivität* (die auf Erfolg ausgerichtet ist und den zwanghaften Charakter zum Ausdruck bringt) [11].

1.3.4 Life-event-Forschung

Verschiedene retrospektive Studien [71, 83] zeigen, daß das Leben des Patienten mit KHK während des Jahres vor dem Infarkt durch besonders viele und wichtige Veränderungen geprägt war. Dies waren Veränderungen in bezug auf Arbeitsbedingungen, Arbeitszeit oder Verantwortung im Beruf, Tod eines nahen Verwandten, Geburt eines Kindes, Konflikt in der Familie oder am Arbeitsplatz, finanzielle Sorgen usw. Ausgehend von der Forschungsgruppe Rahe/Holmes/Lipowsky wurde in den USA die sog. *Live-event-Forschung* entwickelt, die weitgehend neue Erkenntnisse über den Aspekt „Streß" brachte und mit einer Reihe von nach wie vor gängigen, unwahren bzw. falschen „Binsenweisheiten" aufgeräumt hat.

1.3.5 Readaptationsvorgang

Neben den neueren Erkenntnissen über die psychischen Faktoren, welche den Infarkt begleiten und eine große Rolle im Rahmen der Intensivbehandlung spielen, haben die vorangegangenen Erkenntnisse auch große *Bedeutung für die Zeit nach dem Infarkt* [11]. Im Rahmen des Readaptationsvorgangs kommen dabei besonders der Einstellung des Partners und des engeren sozialen Umfeldes zum Patienten mit KHK eine besondere Bedeutung zu. So konnten wir in eigenen Untersuchungen zeigen, daß die Interaktion zwischen Patient und nahen Bezugspersonen die Rehabilitationsphase wesentlich beeinflußt und daß Patienten, die im Rahmen einer ambulanten Koronarsportgruppe am autogenen Training und an einer Gruppentherapie teilnahmen, nicht nur selbst rascher aus der depressiven, negativen Einstellung zu ihrer Krankheit herauskommen (Tabelle 1),

Tabelle 1. Verhaltensvergleich (Koronar-A und Koronar-B nach Bortner Scale) vor und nach Therapie mit autogenem Training. Vor Therapie A:B = 8:4, nach Therapie = 3:9 (besser: 11, gleich: 0, schlechter: 1)

Patient	Vor Therapie	Nach Therapie	
1	181	167	Gruppe A
2	232	257	
3	259	184	
4	207	202	
5	241	198	
6	130	140	
7	204	170	
8	199	184	
9	178	154	Gruppe B
10	178	167	
11	225	183	
12	195	185	

sondern daß auch deren Partnerinnen und Partner eine (vorübergehende) depressive, negativistische Haltung rascher kompensieren konnten [77]. Nicht unerwähnt soll hierbei bleiben, daß die Arbeitsunfähigkeit bzw. verzögerte rasche Wiedereingliederung in den Arbeitsprozeß beim Patienten mit KHK häufiger auf psychische und soziale Faktoren als auf organische Ursachen zurückzuführen ist.

2 Organisationsform der Koronarsportgruppen

Nach der Entlassung aus dem Rehabilitationszentrum sind Patienten nach Myokardinfarkt, mit Ausnahme der in größeren Abständen durchgeführten Kontrollen durch den Hausarzt, meist sich selbst überlassen. Zu diesem Zeitpunkt läuft der Patient Gefahr, durch Wiedereintreten in sein altes Berufs- und Privatleben sich den früheren Risikofaktoren aufs neue auszusetzen. Der Therapieerfolg nach intensiven und kostenaufwendigen Bemühungen von Akutkrankenhaus und Rehabilitationszentrum wird damit oft geschmälert bzw. gar zunichte gemacht. In dieser Phase muß die ambulante Koronarsportgruppe ihre Aufgabe wahrnehmen und im Rahmen der Langzeitbetreuung von motivierten Patienten die im Rehabilitationszentrum begonnenen therapeutischen und sekundärpräventiven Aktivitäten weiterführen und ausbauen.

2.1 Aufnahme-, Kontroll- und Abschlußuntersuchung

Zur Beurteilung der Leistungsfähigkeit und Belastbarkeit von Patienten mit KHK, die in die Koronarsportgruppe eingegliedert werden sollen, muß eine ausführliche Aufnahmeuntersuchung durchgeführt werden. In der Bewegungstherapie muß zwischen Leistungsfähigkeit und Belastbarkeit dieser Patienten eine sichere Abgrenzung getroffen werden. Da bei den ausdauerorientierten Trainingsprogrammen die Intensität des Trainings für die adaptativen Veränderungen am Herz-Kreislauf-System, im Muskelstoffwechsel und in der Hormonregulation eine ent-

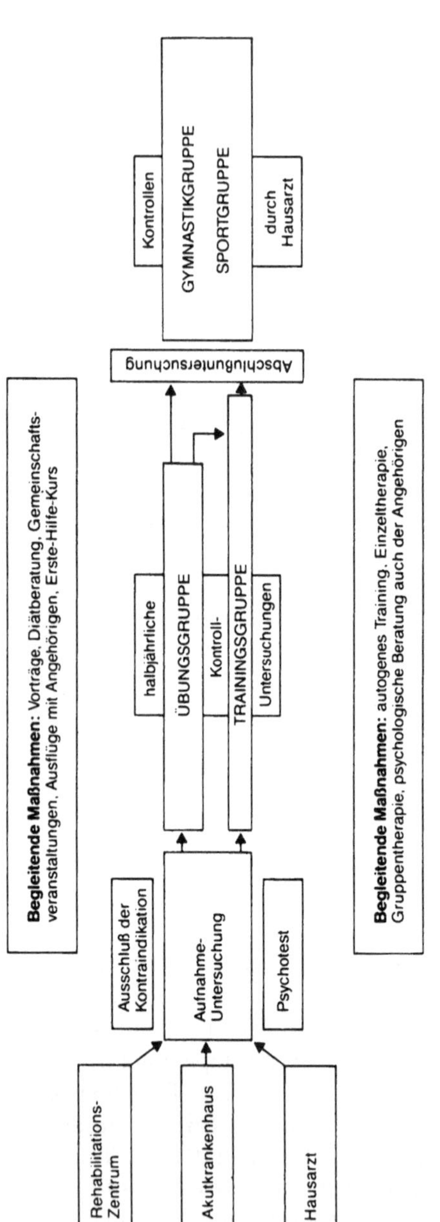

Abb. 8. Organisationsform der ambulanten Langzeitrehabilitation nach Myokardinfarkt in Koronarsportgruppen am Landeskrankenhaus Feldkirch

scheidende Rolle spielt, ist die Forderung nach einem adäquaten Belastungstest für die sichere Beurteilung dieser Parameter unumgänglich. Hier haben insbesondere die Untersuchungen von Berg und Mitarbeiter klare Verhältnisse geschaffen.

Die z.Z. übliche standardisierte Fahrradergometrie im Liegen hat zur diagnostischen Beschreibung der zu erwartenden Belastungskoronarinsuffizienz eine große Bedeutung. Zur Beurteilung der individuellen Belastbarkeit und zur Festlegung der Belastungsintensität im Hinblick auf eine ambulante Bewegungstherapie scheint sie jedoch nur eingeschränkt verwertbar (Tabelle 2).

Ein Ergometrieverfahren, das am ehesten den angebotenen Bewegungsformen in einer ambulanten Koronarsportgruppe nahekommt, ist die Belastung am Laufband [5, 7, 8]. Bei Untersuchung von Koronarpatienten weisen sowohl der maximale Sauerstoffpuls als auch der daraus errechnete Herzvolumenleistungsquotient bei Laufbandergometrie signifikant bessere Werte auf als bei Fahrradergometrie im Liegen (Tabelle 3) [7].

Hieraus resultieren bei Patienten in Koronarsportgruppen falsche Aussagen in der Beurteilung der kardialen Leistungsfähig-

Tabelle 2. Vor- (+) und Nachteile (−) der Belastungsformen. (Nach WHO 1968)

	Fahrrad	Laufband
Vertrautsein mit der Arbeitsform	−	+ + +
Erreichen einer hohen O_2-Aufnahme	+	+ + +
Eignung zur Messung der $VO_{2\,max.}$	−	+ + +
Bestimmung der physikalischen Arbeit	+ + +	−
Messung/Abnahme unter Belastung:		
EKG	+ +	+
Blutdruck	+ + +	+
Blutproben	+ + +	+
Respiratorische Meßgrößen	+ +	+ +
Möglichkeit zur freien Atmung	+	+ + +
Gefahr, Risiko	+ + +	−
Anforderung an die Geschicklichkeit	−	+ +
Muskulare Ermüdung bei hoher Belastung	−	+ + +

Tabelle 3. Spiroergometrische Größen bei Belastung von Patienten (n = 20) mit Zustand nach Myokardinfarkt ($\bar{x}$ ± SD)

	$HF_{max.}$ [1/min]	$\dot{V}O_{2\,max.}$ [ml/min]	$\dot{V}O_{2\,max.}$/kg KG [ml/min/kg KG]	O_2-$Puls_{max.}$ [ml]
Fahrrad	122 ± 16,8	1660 ± 229	22,6 ± 3,1	13,7 ± 2,2
Laufband	136 ± 21,7	2040 ± 257	27,8 ± 3,5	15,1 ± 2,8
Δ %	+ 11,5	+ 22,9	+ 23,0	+ 10,2
p <	0,001	0,001	0,001	0,001

Tabelle 4. Blutlaktatspiegel ($Laktat_{max.}$, mmol/l)

a) Bei Belastung von Patienten (n = 20) mit Zustand nach Myokardinfarkt ($\bar{x}$ ± SD)

Fahrrad:	6,0 ± 2,12	Laufband:	4,5 ± 2,10
	Δ % 25; p < 0,001		

b) Bei Ambulanter Bewegungstherapie von Patienten (n = 16) mit KHK ($\bar{x}$ ± SD)

Fahrrad:	5,7 ± 2,56	Ambulante Bewegungstherapie:	4,1 ± 1,84
	Δ % 28; p < 0,001		

keit mittels herkömmlicher Belastungstests im Liegen. Einen wichtigen Hinweis auf den unzureichenden Modus der Liegebelastung gibt das Laktatverhalten. Bei liegender Ergometrie ergeben sich höhere Laktatwerte als bei der Laufbandergometrie, obwohl in dieser eine deutlich größere Belastungsintensität erreicht wird. Eindrucksvoll demonstriert das Laktatverhalten während der Belastung die charakteristischen Eigenschaften der unterschiedlichen Ergometrieformen (Tabelle 4) [7].

Auch die Herzfrequenzprofile liegen bei der Laufbandergometrie in einem Bereich von 80–95% der bei der liegenden Ergometrie registrierten maximalen Herzfrequenz, so daß bei der Ergometrie falsch-hohe Werte bzw. eine zu frühe Ausbelastung erreicht wird [7].

Ein Trainingseffekt kann nur dann erzielt werden, wenn das Training der Koronarpatienten exakt im extensiven Ausdauerbereich stattfindet und durch reproduzierbare ergospirometrische Kontrollen in Verbindung mit Laktatbestimmungen jeweils anhand der gemessenen Herzfrequenz adaptiert wird. Somit ist die Spiroergometrie am Laufband die für den Patienten in der ambulanten Koronarsportgruppe sportspezifischste Belastungsform und liefert eine Fülle von Daten, die aufgrund der fundierten Kenntnisse aus der Sportmedizin in die Trainingsberatung der Koronarpatienten einfließen können [1, 45, 46].

Der spiroergometrische Untersuchungsablauf erfolgt bei uns durch eine Gehbelastung, wobei eine Geschwindigkeit von 5 km/h bei zunehmendem Steigungswinkel eingehalten wird. Die Belastungsdauer beträgt 3 min, das Belastungsinkrement 3% Steigung, die Belastung wird symptomlimitiert oder bis zur Erschöpfung des Probanden durchgeführt (Abb. 9).

Vor der Aufnahmeuntersuchung sind die absoluten und relativen Kontraindikationen zur Bewegungstherapie und damit zur Aufnahme in die Koronarsportgruppe auszuschließen.

Absolute Kontraindikationen zur Bewegungstherapie:

1. Deutliche Kardiomegalie.
2. Schwer zu kontrollierende und dekompensierte Herzinsuffizienz.
3. Unkontrollierter Diabetes mellitus.
4. Unkontrollierter arterieller Hochdruck.
5. Schwere Anämie.
6. Gewisse Arrhythmien:
   a) AV-Block 2. und 3. Grades,
   b) elektrischer Schrittmacher mit fixierter Frequenz,
   c) Neigung zur paroxysmalen Kammertachykardie,
   d) unbehandeltes Vorhofflimmern,
   e) Ruheextrasystolen, die unter Belastung an Häufigkeit zunehmen.
7. Schwere Herzklappenfehler.
8. Drohender Herzinfarkt bei wechselnder Angina-pectoris-Anfallshäufigkeit.
9. Obstruierende Erkrankungen des Kammerausflußtraktes.

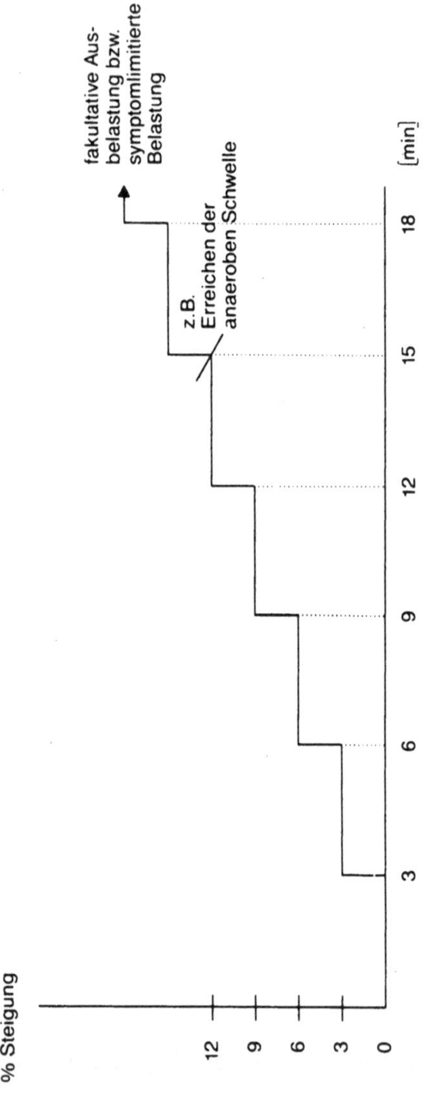

Abb. 9. Gehbelastung im Rahmen der Ergospirometrie bei der Aufnahme-, Kontroll- und Abschlußuntersuchung

Relative Kontraindikationen zur Bewegungstherapie:
1. Hochgradige Adipositas und hochgradige Übergewichtigkeit.
2. Behindernde Arthritiden, die hochgradig bewegungseinschränkend sind.
3. Hochgradige Varizen mit anamnestischer Thrombophlebitis und Phlebothrombosis.

Jeder Patient, der in eine Koronarsportgruppe aufgenommen werden soll, sollte wenn möglich einer Ergospirometrie mittels Laufbandergometer inklusive Laktatbestimmung unterzogen werden. Wenn keine Ergospirometrie zur Verfügung steht, kann die Aufnahmeuntersuchung auch durch eine konventionelle Fahrradergometrie im Sitzen erfolgen. Allerdings sollte dann spätestens nach 3 Monaten Bewegungstherapie die Ergospirometrie nachgeholt werden, um die für die Steuerung des Ausdauertrainings notwendigen Leistungsdaten zu erhalten.
Da das Training der Patienten in einer ambulanten Koronarsportgruppe sicher im extensiven Ausdauertrainingsbereich stattfinden muß, dienen die ergospirometrisch bestimmten Daten und deren Umsetzung auf die Herzfrequenz der Sicherheit von Arzt und Übungsleiter, sich im für den Patienten individuellen Trainingsbereich zu befinden.
Naturgemäß ändert sich die Trainingsfrequenz im Verlaufe eines Ausdauertrainings aufgrund der Adaptationsvorgänge des Herz-Kreislauf-Systems und muß in spätestens halbjährlichen Abständen zum weiteren Erreichen eines optimalen Trainingseffekts neu festgesetzt werden. Nach längerer Zeit kann durch Erreichen eines stabilen Trainingsniveaus eine längerfristige Kontrolle erfolgen.
Im Rahmen der Aufnahme-, Kontroll- und Abschlußuntersuchung müssen selbstverständlich obligat Ruhe- und Belastungs-EKG, Thoraxröntgen und fakultativ Echokardiographie und/oder nichtinvasive oder invasive hämodynamische Untersuchungen erfolgen [12]. Zusätzlich sollte ein strukturiertes Interview durchgeführt bzw. psychologische Fragebogen ausgefüllt werden, damit dem Psychiater bzw. Psychologen in gleicher Weise wie dem Arzt und Übungsleiter objektivierbare Daten zur opti-

malen Therapiesteuerung vorliegen. Hier hat sich besonders der Jenkins Activitiy Survey zur Erhebung des Koronarverhaltens bewährt [51].

2.2 Gruppeneinteilung

Prinzipiell sollte das Koronartraining in mindestens 2 verschiedene Belastungsgruppen eingeteilt werden: *Übungsgruppe* und *Trainingsgruppe*.

In der Übungsgruppe befinden sich die leistungsschwächeren Patienten, die durch eine Belastbarkeit unter 75 W bzw. unter 6 km/h und ein Herzvolumen über 12,7 ml/kg definiert sind. In dieser Gruppe steht das Training der Flexibilität, der Koordination und der lokalen Ausdauer im Vordergrund.

Die leistungsstärkeren Patienten werden in der Trainingsgruppe zusammengefaßt. Dies entspricht einer Belastbarkeit über 75 W oder über 6 km/h bei einem Herzvolumen von ca. 10 ml/kg. In dieser Gruppe wird die Flexibilität, die Koordination und die aerobe Ausdauer trainiert [20].

3 Gruppenbetreuung

Die Betreuung der Patienten in einer Koronarsportgruppe kann nur durch eine enge Teamarbeit zwischen Sportarzt, Übungsleiter und Psychologen in einer befriedigenden Weise erfolgen. Im Rahmen der umfassenden Rehabilitation ab der WHO-Phase 2 B [40] ergänzen sich diese 3 Fachbereiche in nahezu idealer Weise (s. Übersicht S. 26).

3.1 Gruppenbetreuung aus der Sicht des Arztes

3.1.1 Überwachung des Trainingsumfanges und der Trainingsintensität

Um einen dauerhaften Trainingserfolg zu erreichen, genügt es nicht nur, die Kriterien des extensiven Ausdauertrainings im Hinblick auf seine Intensität zu beachten, sondern es muß auch der Trainingsumfang definiert sein. Wenn die Intensität 50-75% der maximalen Belastbarkeit beträgt, so soll die Dauer des Trainings 10-40 min täglich bis mindestens zweimal wöchentlich erfolgen. Dabei sollen möglichst große Muskelmassen in einer dynamischen Bewegungsform und möglichst kontinuierlich eingesetzt werden [81].

Es ist daher einleuchtend, daß die wöchentliche Koronarsportstunde für den anzustrebenden Trainingseffekt zu wenig ist. Deshalb sollte der Patient „Hausaufgaben" zugeteilt bekommen, die das tägliche, mäßig dosierte Ausdauertraining zu Hause sicherstellen. Um den optimalen Trainingsbereich zu treffen, müssen

Zeitphase:	*Zeitraum:*	*Zuständige Institution:*	*Klinische Charakteristik der Infarktphasen:*	*Durchschnittliche Ergometrieleistung:*	*Übungs- und Trainingsgruppeneinteilung:*
WHO-Phase 2 B Wiedereingliederungsphase Stadium 2	12.-24. Woche	Ambulante Koronargruppe, regelmäßige, programmierte Nachuntersuchung durch den niedergelassenen Arzt	Angst, Depression, Verleugnung, Übermotivation, Reststenokardie, Trainingsmangel	75-100 W bei unkompliziertem Verlauf	Übungsgruppe <75 W Trainingsgruppe >75 W

Medikamentöse Maßnahmen:	*Diät:*	*Psychotherapeutische und gesundheitserzieherische Maßnahmen:*	*Sozialtherapeutische Maßnahmen:*	*Verlaufsbeobachtung und Funktionsdiagnostik:*
Überprüfen des individuellen und medikamentösen Langzeittherapieplanes unter Alltagsbedingungen	Erstellung des Langzeiternährungs„fahrplans“	Koronargruppengespräche nach dem Konzept der Infarktgesprächgruppen mit tiefergehender Auseinandersetzung	Beratung durch Sozialarbeiter in der ambulanten Koronarsportgruppe	Kontrolle der Belastbarkeit. Frage nach Operationsindikation. Risikoprofil

die Patienten zum regelmäßigen Pulsmessen angehalten werden. In der Folge werden die Patienten lernen, sich auch ohne Pulsmessen in ihrem „Trainingspulsbereich" zu halten. Besonderes Augenmerk ist von seiten der Patienten auch auf die Pulsqualität und den Rhythmus zu legen. Eventuelle Auffälligkeiten können mit dem Arzt an Ort und Stelle besprochen werden. Auch ist auf ein eventuelles Auftreten von Symptomen (Angina pectoris, ungewohnt rasche Dyspnoe, Schwindel etc.) zu achten, und ggf. sind entsprechende Maßnahmen zu treffen.

Training		
Koronargruppe 1 h/Woche	Hausaufgabe 10-40 min tgl.	Intensität 50-75% maximale Belastbarkeit
Sportarzt als Supervisor		
Puls (!) Blutdruck Risikofaktoren	Angina pectoris Belastungstoleranz	Psychosoziale Problematik
Verhalten des Patienten		

3.1.2 Sportmedizinische Trainingssteuerung

Ebenso wie der Leistungssportler hat auch der Patient in der ambulanten Koronarsportgruppe das Recht auf einen möglichst optimalen Trainingseffekt. Deshalb müssen auch ihm die sportmedizinischen Methoden der Trainingssteuerung zur Verfügung gestellt werden. Da der Schwerpunkt im Training von Koronarpatienten auf dem Ausdauertraining liegt, eignen sich die sportmedizinischen Testmethoden, insbesondere die Ergospirometrie mit Bestimmung der aeroben und anaeroben Schwelle durch Laktatbestimmung, vorzüglich für die Trainingssteuerung [45].
Die bei den jeweiligen ergospirometrischen Untersuchungen

ermittelte Trainingspulsfrequenz sollte während der Trainingsabende immer wieder überprüft werden, damit der Patient ein Gefühl für seine individuelle Trainingsintensität bekommt [79].

3.1.3 Aufarbeitung der Risikofaktoren

Beim überwiegenden Teil der Patienten sind die vorhandenen Risikofaktoren tief verwurzelte Lebensgewohnheiten. Durch eine kurze Information über den Stellenwert der Risikofaktoren in der Ätiologie der KHK kann lediglich die Gefahr aufgezeigt, aber keinesfalls gebannt werden.
Aufgrund eigener Erfahrungen ist es deshalb nötig, die Beratung des Patienten auszudehnen in eine Führung in vielen Situationen seines Alltags. Dies gelingt durch den Versuch einer Umpolung. Die Motivation zur sportlichen Betätigung, zur sinnvollen Freizeitgestaltung und damit zum bewußten Vermeiden von Situationen, die Risikofaktoren implizieren, kann in Einzelgesprächen, aber v.a. auch in Diskussionsabenden nach dem Training erreicht werden. Hier haben die Patienten die Gelegenheit, Informationen zu sammeln, Erfahrungen auszutauschen und eine selbstkritische Standortbestimmung durchzuführen.

3.1.4 Beratung über die Krankheit und deren Behandlungsmöglichkeiten

Die KHK und besonders der Zustand nach Herzinfarkt wirft für den Patienten unweigerlich die Frage nach der weiteren Prognose auf. Besonders belastend ist vielfach die Angst, hilflos einem weiteren Herzinfarkt ausgeliefert zu sein.
Die Aufklärung des Patienten über seine Krankheit gibt ihm erst die Möglichkeit zum Verständnis der von ihm geforderten Maßnahmen. Daraufhin steigt die Mitarbeit beachtlich.
Durch die kontinuierliche ärztliche Überwachung und Beratung, und durch die Schilderung der Erfahrung anderer Patienten im Rahmen weiterführender Untersuchungs- und Behandlungsme-

thoden verliert der Patient die Angst vor dem Ungewissen und gewinnt Vertrauen in die im einzelnen weiter durchzuführenden Maßnahmen.

3.2 Gruppenbetreuung aus der Sicht des Übungsleiters

3.2.1 Gruppensituation - Gruppenführung

Koronarsportgruppen haben eine sehr heterogene Struktur. Frauen und Männer verschiedensten Alters, Berufs und unterschiedlicher sportlicher Vorerfahrungen üben zusammen in einer Gruppe. Es gilt nun für den Übungsleiter, die Teilnehmer zu einer Gruppe zu formen, ohne den einzelnen - besonders den neu Eingetretenen - in seiner Belastbarkeit, seinen Fortschritten oder seinen individuellen Problemen falsch einzuschätzen [18, 20].

Trotz der gruppenstimulierenden Wirkung eines gemeinsamen Sporttreibens muß zwischen einem ungesunden Wettkampfehrgeiz bzw. falschen Trimm-dich-Parolen und einer gesunden Motivation unterschieden werden, um die individuell bestmögliche körperliche Verfassung wiederzuerlangen bzw. zu erreichen. Der Patient erkennt „seine" Möglichkeiten, aber auch Grenzen und gewinnt dadurch Lebensqualität, Lebensfreude und Selbstvertrauen. Statt den Leistungswillen beim Infarktkranken zu unterdrücken, könnte gerade in der Infarktsportgruppe ein differenzierter Umgang mit dem Leistungsbedürfnis jedes einzelnen geübt werden [42].

Es geht also um die optimale Steigerung und Kontrolle des individuellen körperlichen Leistungsvermögens, um ein Finden der zuträglichen Leistungsgrenze [78]. Dieser Ansatz einer Bewegungstherapie bedingt eine „Erfolgskontrolle".

Es muß überprüft werden, ob das Übungsprogramm die gewünschte Steigerung bzw. Verbesserung der einzelnen Parameter innerhalb der regelmäßigen ärztlichen Kontrolluntersuchungen gewährleistet. Ist dies nicht der Fall, muß eine „Kurskorrektur" durchgeführt werden. Freilich spielen bei diesen Effizienzüberlegungen auch die allgemeinen Lebensgewohnheiten (z. B. bewegungsarme/bewegungsreiche Freizeitaktivitäten) eine große Rolle, die mit dem Patienten besprochen und ihm durchsichtig gemacht werden sollten.

Die Rolle des Übungsleiters, d.h. sein Führungsstil, ist nicht mit der eines Trainers in einem Sportverein zu vergleichen, der mit überwiegend autoritärer Führung sportliche Höchstleistungen erzielen will. Der Übungsleiter in der Koronarsportgruppe nimmt zwar eine dominierende Position ein, indem er demonstriert, erklärt, steuert, aber sein Verhalten ist partnerschaftlich (sozialintegrativ). Er steht innerhalb der Gruppe.

Seine Hauptaufgabe besteht darin, Selbstvertrauen zu vermitteln, oft das „Eis zu brechen", Ängste überwinden zu helfen, Übereifrige zu bremsen; er muß selbst Freude ausstrahlen und die Teilnehmer müssen spüren, daß ihm dieser Abend ein Anliegen und keine lästige Pflichterfüllung ist. Besonders der mitturnende Arzt bietet die Gewähr dafür, daß in entspannter Atmosphäre Probleme und Fragen erörtert werden können. Aspekte der somatischen und psychischen Rehabilitation sind somit kaum zu trennen. Oft ist ein Gespräch in einer Übungspause wichtiger als die strikte Erfüllung des vorbereiteten Programms. Das Gruppengespräch kann zu einem Medium der Gesundheitserziehung werden [39].

3.2.2 Phasen und Stundeninhalte der Bewegungs- und Sporttherapie

<table>
<tr><td></td><td>1. Aufwärmen,
Einstimmung 5-10 min</td><td></td></tr>
<tr><td>2. Gymnastik
15-20 min</td><td>3. Ausdauer 10-15 min</td><td>4. Spiel
15-20 min</td></tr>
<tr><td></td><td>5. Ausklang 5-10 min</td><td></td></tr>
</table>

Die Grundelemente *Einstimmung* (Gymnastik), *Hauptteil* (Schwerpunkt der Übungseinheit), *Ausklang* stellen ein praxiser-

probtes Modell innerhalb der allgemeinen Sportmethodik dar [30, 35, 49, 56, 59] und können auch für die Bewegungstherapie der Koronarpatienten in Übungs- und Trainingsgruppen Anwendung finden. Alle in den letzten Jahren bekannt gewordenen „Modelle" (Köln - Hamburg - Wiesloch) basieren auf diesen Überlegungen [26, 37, 57, 63]. Die Reihenfolge der Stundenelemente ist weitgehend festgelegt (standardisiert), die zeitliche und inhaltliche Gestaltung kann variiert werden. Je nach Adaptations- (1.-4. Woche) Aufbau- (Monate) bzw. Stabilisierungsphase (Jahre) werden die einzelnen Stundenelemente gewichtet und in die Trainingsplanung einbezogen [80].
Dieses Grundkonzept hat sich in der Praxis bewährt und ist nicht als ein erstarrtes Modell zu verstehen. Gerade die folgenden Ausführungen sollen zeigen, daß innerhalb dieser Elemente ein breites Spektrum an Gestaltungsmöglichkeiten besteht, Sporttherapie für Koronarpatienten freudvoll und lustbetont zu gestalten.

a) Aufwärmen

In jedem Sportprogramm dient das Aufwärmen (Einstimmung) der physischen und psychischen Einstellung auf die folgende Übungseinheit:

- Gehen - Traben (mit verschiedenen Variationen),
- Dehnungs-/Lockerungsübungen,
- leichte Reaktionsübungen,
- kleine Spiele mit geringer Bewegungsintensität,
- Atemgymnastik.

Das Aufwärmen ist also nicht nur aktive Verletzungsprophylaxe, sondern bedeutet auch das Herstellen einer entspannten Atmosphäre. Besonders untrainierte und sportunerfahrene Teilnehmer müssen behutsam in das Medium Sport eingeführt werden. Oft sind es seit langem wieder die ersten Sporterfahrungen, die der Koronarkranke macht. Die Freude am Sport muß erst wieder geweckt werden.

b) Gymnastik

Inhalte	Zweck	Formen
	Verbesserung der motorischen Grundeigenschaften	- freie Gymnastik - Gymnastik im Gehen, Traben
Dehnungs-Lockerungsübungen	- Flexibilität (Gelenkigkeit)	- Musik - Partner
Kraft (kräftigende) Übungen	- Kraft (z. B. Bauch-Rücken-Beinmuskeln)	- Sprossenwand - Langbank/Stuhl - Bälle/Medizinball
Koordinationsübungen	Einfach-/Mehrfachkoordination - Ausdauer (meist Muskelausdauer)	- Stäbe, Ringe, Reifen, Handtuch, etc.

Die Bedeutung der Gymnastik liegt einerseits im positiven Transfer auf das Alltagsleben des einzelnen (Arbeit/Freizeit), auf der anderen Seite ist die Gymnastik Basis und Voraussetzung für die weiteren Stundenelemente (Ausdauer - Lauf - Spiel). Besonders für die Übungsgruppen stellt die Gymnastik in den niedrigen Belastungsbereichen eine adäquate Übungsmöglichkeit dar.

Angestrebt wird eine korrekte Übungsausführung, allerdings ohne Zwangscharakter (große individuelle Unterschiede etwa in der Flexibilität). Um Eintönigkeit zu vermeiden, sollte neben einem Standardprogramm (das auch als fixierte Übungsfolge für das „Heimtraining" dienen kann) auch hier die Variation im Vordergrund stehen.

Auch Gymnastik kann und soll Spaß machen. Entscheidende Voraussetzung neben der Abwechslung ist die Übungswahl. Altersphysiologische und mögliche pathologische Veränderungen der Wirbelsäule und anderer Gelenke bei überwiegend älteren Patienten müssen beachtet werden. Auf extreme Gelenksbelastungen sollte man ganz verzichten [20].

c) Ausdauer

Innerhalb der Bewegungstherapie mit Koronarkranken sind wichtig:

- lokale aerobe dynamische Ausdauer (s. Gymnastik),
- allgemeine aerobe (Kurzzeit: 3-10 min) Ausdauer.

Zur Verbesserung der lokalen aeroben Ausdauer (hier wird eine Muskelmasse trainiert, die kleiner als $1/7$ bis $1/6$ der gesamten Skelettmuskulatur, z.B. Beinmuskulatur, ist), bieten sich eine Reihe von Trainingsformen mit und ohne Geräte bei mittlerer Übungsfrequenz an. Gewählt wird in der Regel die dynamische Beanspruchungsform. Der allgemeine aerobe Ausdauerbereich - in erster Linie den Trainingsgruppen vorbehalten - umfaßt mehr als $1/7$ bis $1/6$ der gesamten Skelettmuskulatur. Die Belastungsintensität liegt bei 60-70% der maximalen Kreislaufleistungsfähigkeit, die Dauer in der Regel im Kurzzeitbereich (3-10 min). Zur Vermeidung eines zu hohen Trainingsniveaus dient die Pulsfrequenzmessung, die konsequent vor und nach der Belastung durchgeführt werden sollte.
Haupttrainingsform ist die Dauerleistungsmethode; Trainingsmittel ist in erster Linie das Laufen - trainiert wird in der Halle bzw. bei entsprechenden Möglichkeiten im ebenen bzw. leicht kupierten Gelände.
Die Vorteile des Dauertrainings mit gleichbleibender Intensität liegen v.a. in der exakten Dosierbarkeit und Kontrolle der Belastung [63]. Außerdem kommt es nach Untersuchungen von Hollmann et al. [48] bei der KHK durch Anwendung der Dauermethode zu einer größeren Ökonomisierung der Herzarbeit als bei der Intervallmethode.
Den Teilnehmern kann als „Hausaufgabe" eine Reihe von Ausdauersportarten empfohlen werden: Radfahren, Waldlauf, Schilanglauf (Wandern), Bergwandern, Schwimmen u.a.

d) Spiel

Das Spiel nimmt sicherlich eine Sonderstellung im Rahmen der Bewegungs- und Sporttherapie von Herz-Kreislauf-Geschädigten ein. Einerseits dient das Spiel der Verbesserung der physiologischen Grundlagen im Ausdauerbereich, andererseits kann aber gerade durch das Spiel die Freude am Sport und dadurch eine dauerhafte Bindung an die Gruppe erzeugt werden (gruppendynamische Prozesse). Von großer Bedeutung ist die methodisch gezielte und dosierte Erarbeitung der Spiele und Spielformen, um eine Überforderung zu vermeiden (geringe Bewegungserfahrung vieler Teilnehmer). Viele der traditionellen Spiele sind erst nach entsprechenden „Adaptionsüberlegungen“ (Veränderung des Spielgerätes, -regeln, -feld etc.) für den Koronarsport geeignet.

e) Ausklang

Besonders nach einem Spiel mit relativ hohen Pulsfrequenzen ist eine Normalisierung der Körperfunktionen notwendig. Abwechselnd können hier Dehnungs- und Lockerungsübungen im Gehen, Atemgymnastik, Spielformen mit geringer Bewegungsintensität, Gespräch über den Ablauf der Übungseinheit u.ä. als Spielabschluß dienen.
Mit dem gemeinsamen Duschen endet der körperlich aktivierende Teil der Übungseinheit. Das gemeinsame An- und Auskleiden kann dazu beitragen, daß eventuell bestehende Barrieren (zwischen Arzt, Übungsleiter, Patienten) abgebaut werden.

3.2.3 Trainingsmethodische Überlegungen

a) Belastungsdosierung

Die Belastungskontrolle während der Gymnastik macht einige Überlegungen notwendig, da gerade bei Musik und rhythmischer Gymnastik (Partnergymnastik) ein hoher Aufforderungscharakter und Übungsanreiz gegeben ist, der die Dosierung für Übungsleiter und Übenden erschwert. Jeder Übungsteilnehmer muß lernen und darauf eingestellt werden, daß er die Möglichkeiten der Dosierung bzw. Steigerung erkennt und anwendet; das sind in erster Linie

- Umfang (Wiederholungszahl) und
- Intensität (Ausführung) der Übungselemente.

Grundsätzlich wählt der Übungsleiter eine niedrige Belastungsstufe, so daß die belastungsschwächeren Patienten nicht überfordert werden.

b) Atemtechnik - Atemgymnastik

Die Schulung der Atemtechnik sollte grundsätzlich parallel zur Übungsdurchführung ablaufen. Der Übungsleiter gibt im besonderen gezielte Hinweise zur Ein- und Ausatmungsphase, um eine mögliche Preßatmung während der Übungen zu vermeiden. Neben dem Erlernen einer physiologischen Körperhaltung ist es v.a. wichtig, Übungen für spezielle Atembewegungen (Nasen-, Brust-, Bauch- bzw. Zwerchfellatmung) einzubauen und zu erlernen.

c) Pausen

Diese sind zwischen den einzelnen Übungen und Übungsgruppen wichtig und sollten meist in Form von aktiven Pausen (Lockerungsübungen, Atemgymnastik, Gehen etc.) einbezogen werden.

3.3 Gruppenbetreuung aus der Sicht des Psychotherapeuten

3.3.1 Möglichkeiten der Psychosoziotherapie

Die Psychotherapie und die Psychosoziotherapie in der Rehabilitation von Patienten mit KHK ist in den meisten Ländern zu einem integrierten Bestandteil geworden. Dabei werden vorwiegend 3 Formen der psychosozialen Therapie hervorgehoben:

a) Entspannungstherapie (z. B. autogenes Training),
b) Gruppengesprächstherapie (z. B. konflikt- und problemorientiertes Gespräch),
c) Kombination von a) und b).

In eigenen Untersuchungen konnten wir zeigen, daß eine Gruppe von Patienten, welche sowohl Koronarsport, als auch autogenes Training und Gruppentherapie erhielten, sich von den nur sporttreibenden Patienten in einigen wesentlichen Punkten unterschieden [77].

1) bessere Einsicht in sein die KHK förderndes, in der Regel nach dem Herzinfarkt immer noch bestehendes pathologisches Verhalten;
2) die Fähigkeit, pathologische Verhaltensweisen, welche erst nach dem akuten Ereignis des Infarkts auftreten und das Zusammenleben mit den Angehörigen, insbesondere mit den Partnern erschwert, rasch zu korrigieren, so daß
3) eine wesentlich raschere Rückkehr zu einer positiven Beziehung mit dem Patienten von seiten der Angehörigen auftrat;
4) die kombinierte Gruppen-/Entspannungstherapie zeigte über den schon bei der Turngruppe bestehenden Gruppeneffekt hinaus zusätzliche positive Effekte im Sinne einer besseren Mitarbeit; die auch beim Herzinfarkt wie bei den meisten akuten lebensbedrohlichen Erkrankungen auftretenden Phasen Schock - Leugnung - Abwehr - Depression - Organisation - Überwindungsreaktion werden rascher durchlaufen. Somit bewirkt die Rückkehr zum „Normalverhalten" eine raschere Wiedereingliederung in unsere Gesellschaft.

Schon frühzeitig wurden bei dem Versuch, die oben angeführten Ziele zu verwirklichen, enorme Schwierigkeiten in der Organisation offenkundig, wohl auch deswegen, weil die entsprechenden Fragen der *Organisation einer interdisziplinären Zusammenarbeit* unterschätzt wurden, andererseits diese Möglichkeiten bisher vorwiegend nur im klinisch-stationären Bereich gesehen wurden. Als Voraussetzungen für die Institutionalisierung der psychosomatischen-psychosozialen Medizin in der klinischen Praxis müssen folgende 3 Punkte beachtet werden [84]:

1) Möglichkeit zur Modifikation der Rahmenbedingungen:
   zeitliche Verhältnisse (Stellenplan),
   räumliche Verhältnisse;
2) Organisationsentwicklungsfaktoren:
   Teamarbeit (Kooperation zwischen Ärzten und Schwestern und anderem Personal),
   interdisziplinäre Kooperation,
   Abstimmung aller Maßnahmen und Veranstaltungen (Pflegesystem, Visiten usw.) auf das psychosomatisch-psychosoziale Konzept;
3) fachspezifische Weiterbildung:
   Wissensvermittlung, Verhaltensschulung (z.B. Interviewtraining),
   berufsbezogene Selbsterfahrung.

Diesen Erfordernissen konnten die im deutschsprachigen bzw. mitteleuropäischen Raum *forcierten Rehabilitationszentren in keiner Weise nachkommen.* Zumeist sind sowohl Stellenplan als auch räumliche Verhältnisse ganz auf den klinisch-organischen Bereich abgestimmt. Die Organisationsentwicklung wird dominiert von rein internistischen Vorstellungen, und die Weiterbildung konzentriert sich ebenfalls vorwiegend auf den organischen Bereich. Dies drückt sich auch dadurch aus, daß in diesen Zentren vorwiegend für den psychologischen Bereich Fachpsychologen angestellt werden, welche schon aufgrund ihrer Kompetenzen an der Organisation nur geringfügig teilhaben können. Demgegenüber wurde im amerikanisch-angelsächsischen Raum die Entwicklung von *psychosomatischen Krankenhäusern, psychosomatischen Abteilungen an Allgemeinkrankenhäusern* bzw.

Polikliniken sowie die Organisation von *Konsultationsdiensten und Liaisondiensten* (Konsultation-Liaison-Psychosomatik) vorangetrieben [55, 84].

Auch in dieser Organisationsform haben sich inzwischen große Schwierigkeiten gezeigt. So besteht einerseits eine große Skepsis sowohl von Patienten als auch von Akutmedizinern, die Patienten an psychologisch „dominierte" Krankenhäuser weiterzuleiten, andererseits scheiterte die Einbeziehung eines psychologisch-psychotherapeutischen Dienstes in die Behandlung der Krankheit auf der Allgemeinstation oft an der mangelnden Bereitschaft, diese Dienste auch in Anspruch zu nehmen.

Sowohl die einen wie auch die anderen Schwierigkeiten können jedoch wesentlich hintangehalten werden, löst man die Rehabilitation des Patienten mit KHK als *untrennbare körperlich-psychische Maßnahmen* aus der Institution heraus und organisiert sie in völlig *neuen Modellen,* sowohl was zeitliche und räumliche Verhältnisse betrifft, als auch hinsichtlich der Teamarbeit der interdisziplinären Kooperation und der Abstimmung der Maßnahmen und Veranstaltungen aufeinander. Auch die Fortbildung und Schulung muß einheitlich, sozusagen ganzheitsmedizinisch abgewickelt werden.

3.3.2 Ablauf der Psychotherapie in ambulanten Koronarsportgruppen unter besonderer Berücksichtigung des autogenen Trainings

Der Ablauf der psychotherapeutischen Gruppen ist eng gekoppelt mit der Sportgruppe. Die Teilnehmer kommen jeweils alle 14 Tage unmittelbar vor der Sportgruppe in den Räumlichkeiten, wo auch die Sporttherapie abgehalten wird, zusammen, wobei als Voraussetzung zu gelten hat, daß es sich um einen ruhigen Raum handelt, welcher auf normale Zimmertemperatur beheizt wird. Bequeme Sessel sowie Matten zum Liegen sind ebenfalls erforderlich. Nach einer kurzen *Einführung in einige Grundbegriffe der Suggestion* und der damit erzielbaren psychischen Entspannung, der Veränderung des Bewußtseins und der daraus resultierenden Veränderungen im Bereich des Vegetativums („organismische Umschaltung“ nach I. H. Schultz[1]) wird mit den Teilnehmern zunächst die *korrekte Haltung* (zunächst Droschkenkutscherhaltung und in der Folge dann Liegehaltung auf dem Rücken) erarbeitet und dann die 1. Übung des autogenen Trainings (Unterstufe) vorgestellt und geübt. In den weiteren 7 Abenden werden sukzessive sämtliche 6 Übungen des autogenen Trainings (Unterstufe) erarbeitet, wobei das Hauptaugenmerk natürlich auf den konsequenten 3mal/Tag-Übungen zu Hause liegt.

Neben dem Erarbeiten der Übungen geht es besonders um den *Erfahrungsaustausch* sowie um die Besprechung der Reaktionen und Auswirkungen, welche zu Hause vom Patienten bemerkt werden. Ab der 2. Hälfte der Therapie wird zwischen den Übungen zunehmend die Erkennung und Bearbeitung von psychischen Verhaltensmustern, Reaktionsweisen und die Analyse der sozialen Gegebenheiten, in denen der Patient oft stark verhaftet ist (Beruf, Familie und ähnliches) in den Fordergrund gerückt. Dabei geht es nicht um Beratung und Belehrung, sondern um *Gewinnung von Erkenntnis und Förderung von eigendynamischen Reaktionen* aufgrund von Erkenntnissen, die der Patient im Laufe der Therapie gewinnt. Schließlich soll in der letzten Stunde in einer Art Synthese das tägliche Üben und Entspannen nicht nur als therapeutische Maßnahme, sondern als Lebensphilosophie zum alltäglichen Verhalten des Patienten werden, welches ihm erlaubt, aggressions- und angstbesetzte Alltagssituationen ebenso zu verarbeiten wie übertriebenen Leistungsanspruch und narzißtischer Ehrgeiz von vornherein nicht aufkommen zu lassen.

Nach einer *ersten Therapieserie,* welche in 7 Stunden in 14tägigem Abstand abgewickelt wird und rund 3½ Monate dauert, empfiehlt es sich nach einer Pause von etwa ½-1 Jahr, während der der Patient jedoch die Übungen der Entspannung mindestens einmal täglich fortzuführen hat, eine *Fortsetzungstherapie* von etwa 5-7 Abenden anzuschließen.

Dabei geht es insbesondere um die Bearbeitung von inzwischen gewonnenen Kenntnissen sowie um den Austausch von Erfahrung unter den Gruppenmitgliedern. Hier lassen sich dann *spe-*

zielle Übungsinhalte des autogenen Trainings, wie etwa die formelhaften Vorsätze, noch zusätzlich einbauen.
Erwähnt werden soll, daß die 3. Übung nach I. H. Schultz, die sog. Herzübung, von uns erst am 4. Abend, also nach der Atemübung in Angriff genommen wird. Der Grund dafür liegt in unseren jahrelangen Erfahrungen, wonach eine Reihe von Komplikationen bei der Herzübung auf einer unphysiologischen Atmung während der Übung beruhen. Wir führen auf diese kleine Abänderung auch die Tatsache zurück, daß in unseren Gruppen nur sehr selten die Herzübung ausgelassen werden muß, ganz im Gegensatz zum Vorgehen anderer Autoren, welche grundsätzlich empfehlen, die Herzübung bei Patienten mit Herzbeschwerden nicht durchzuführen. Nach unserer Erfahrung hatten fast nur Patienten mit einer neurotischen Fixierung auf das Herz im Sinne einer Organneurose „Schwierigkeiten" bei der Herzübung.

4 Administrationsform der Koronarsportgruppen

4.1 Umfeld

Für die Administration der Koronarsportgruppen bieten sich diverse Trägerorganisationen an:

Sportvereine,
Institut für Sportmedizin,
Rehabilitationszentrum,
Akutkrankenhaus,
Koronarverband.

Der Anschluß von Koronarsportgruppen an solche Trägervereine ist weitgehend uneinheitlich. Zweifellos ist es vorzuziehen, wenn ambulante Koronarsportgruppen bereits bestehenden Institutionen des Gesundheitswesens oder solchen, die sich schwerpunktmäßig mit präventiven oder kurativen Aktivitäten befassen möchten, eingegliedert werden. Besonders vorteilhaft ist der Kontakt bzw. die Nähe zu einem Akutkrankenhaus. Dies gibt dem Patienten Sicherheit und vereinfacht die Organisation eines evtl. auftretenden Notfalls.
Ein wesentlicher Teil der Administration von Koronarsportgruppen besteht in der Pflege des engen Kontakts mit den Sozialversicherungen, die in der Regel 1 Jahr lang für die Kosten aufkommen.
Für die rein administrativen Arbeiten, die einen nicht unwesentlichen Teil der Betreuung der Koronarsportgruppen in Anspruch nehmen, sollte ein Sekretariat zur Verfügung stehen.

4.2 Zentrum

Um eine individuelle Betreuung und Überwachung der Patienten zu garantieren, sollte eine ambulante Koronarsportgruppe nicht mehr als 15 Teilnehmer haben. Grundsätzlich sollten mehrere Leistungsgruppen vorhanden sein um eine optimale Trainingssteuerung zu ermöglichen (Übungsgruppe, Trainingsgruppe, Sportgruppe).

a) Übungsgruppe

In die Übungsgruppe werden vorerst alle Patienten entweder nach Aufenthalt im Akutkrankenhaus oder nach Aufenthalt im Rehabilitationszentrum oder nach Anmeldung durch sonstige Institutionen aufgenommen. Je nach Kontrolluntersuchungen können die Patienten dann mehr oder weniger rasch weiter aufsteigen.

b) Trainingsgruppe

Die Patienten der Trainingsgruppe rekrutieren sich aus den zur Intensivierung des Trainings aus der Übungsgruppe entlassenen Personen. Solange die Kostenübernahme der Versicherungen gesichert ist, sollten die Patienten in der Trainingsgruppe behalten werden.

c) Sportgruppe

In die Sportgruppe werden alle jene Patienten aufgenommen, die wegen Auslaufens des Versicherungsanspruchs aus der Trainingsgruppe entlassen werden müssen, oder solche, die keinen Versicherungsanspruch geltend machen konnten, bzw. auch Randgruppen, die nicht in die klassische Rehabilitation nach Herzinfarkt einzugliedern sind. Während Übungsgruppe und

Trainingsgruppe am besten einer etablierten medizinischen Institution anzugliedern sind (Akutkrankenhaus, Rehabilitationszentrum, Institut für Sportmedizin), ist es vorteilhaft, daß die Sportgruppe außerhalb des medizinischen Bereichs, z.B. von einem Turnverein oder von einem Koronarverband als Trägerinstitution, geführt wird. In dieser Phase muß der Patient jenen wichtigen Schritt tun, der ihn aus den protektiven Institutionen der Medizin heraushebt, um die Eigenverantwortung für seine Gesundheit wieder in den Vordergrund treten zu lassen. Das Ziel dieses gesamten Modells muß die Erfüllung des ökokardiologischen Zeitplans zur umfassenden Rehabilitation nach Herzinfarkt bleiben [40].

Die Kosten der ambulanten Rehabilitation nach Myokardinfarkt können zusätzlich zu den Zahlungen der einzelnen Versicherungsträger durch öffentliche oder private Subventionen oder einen Patientenselbstanteil, der den Wert der Methode aus der Sicht des Patienten heben kann, mitgetragen werden.

5 Ausbildungsfragen

Der Erfolg der ambulanten Langzeitrehabilitation nach Herzinfarkt hängt naturgemäß vom Ausbildungsstand der die Koronarsportgruppe betreuenden Personen ab. Voraussetzung für die Berechtigung zur Betreuung von Koronarsportgruppen sollte die Absolvierung eines Grundkurses sein, der durch regelmäßige Weiterbildung ergänzt wird.

Lehrinhalte im Rahmen der Ausbildung der Ärzte
Pathophysiologie, Diagnostik, Klinik und Therapie der KHK
Trainingslehre
Praktisches Umsetzen von sportmedizinischen Leistungsdaten
Aktive Sportausübung, zumindest Freizeitsport
Psychologie der KHK
Management des kardialen Notfalls

Lehrinhalte im Rahmen der Ausbildung des Übungsleiters
Pathophysiologie und Symptomatologie der KHK
Trainingslehre
Praktische Umsetzung von sportmedizinischen Leistungsdaten
Bewegungstherapie in der Rehabilitation der KHK
Psychologie der KHK
Erste-Hilfe-Kurse mit Schwerpunkt Management des kardialen Notfalls

6 Organisation des kardialen Notfalls

Ausbildung und Gerätschaft der die Koronarsportgruppe betreuenden Personen muß in ausreichendem Maße vorhanden sein, so daß jederzeit eine Notfallsituation beherrscht werden kann.

6.1 Ausbildung

Der betreuende Arzt muß Kenntnisse über das Management des kardialen Notfalls besitzen. Die besten Voraussetzungen dazu erfüllen naturgemäß Ärzte aus dem Bereich der inneren Medizin bzw. Kardiologie. Der Übungsleiter muß über Kenntnisse zur Beherrschung des kardialen Notfalls verfügen, die über das übliche Maß eines durch einen Erste-Hilfe-Kurs erworbenen Fachwissens hinausgeht. Nicht zuletzt sollten auch die Patienten Kenntnisse in Erste Hilfe beim kardialen Notfall haben. Diese Kenntnisse können durch regelmäßige Kurse bzw. regelmäßiges Training als begleitende Maßnahme zur Koronarsportstunde erworben werden.

6.2 Geräte

Bei jeder Koronarsportstunde sollten vorhanden sein:

Defibrillator,
Intubationsbesteck und Beatmungsinstrumentarium,
Notfallmedikamente zur intravenösen Verabreichung.

Zum weiteren Management des kardialen Notfalls nach Erstversorgung bewährt sich naturgemäß die Nähe zu einem Akutkrankenhaus bzw. im Idealfall zu einer Herzüberwachungsstation.

7 Schlußbemerkung

Während in mehreren Staaten der westlichen Welt, insbesondere in den USA, die Morbidität bzw. Mortalität der KHK eine beginnende rückläufige Tendenz zeigt, sehen wir uns in Österreich noch mit ansteigenden Zahlen konfrontiert. Aufgrund des ausgedehnten gesundheitspolitischen und volkswirtschaftlichen Aspekts dieser weit verbreiteten Erkrankung im bereits mittleren Lebensabschnitt [25] hat jede Aktivität, die in den Krankheitsprozeß günstig eingreift, ihre Berechtigung.

So hat die Koronarsportgruppe in der Rehabilitation nach Myokardinfarkt ab der WHO-Phase 2 B ihren wesentlichen Platz. Das Netz der zur Verfügung stehenden Gruppen ist in unserem Lebensraum viel zu gering. Im Idealfall sollte sich in jeder größeren Stadt (ab 50000 Einwohnern) eine Institution nach unserem Modell mit Übungsgruppe, Trainingsgruppe und Sportgruppe befinden. In Regionen mit niedriger Bevölkerungsdichte könnte eine Sportgruppe je 50000 Einwohner genügen.

Neben der rein sportlichen und medizinischen Seite, deren Methoden sich in den letzten Jahren weitgehend etablieren konnten, wird der psychosomatischen Komponente noch viel zu wenig Augenmerk geschenkt. Aufgrund der nicht zu übersehenden psychologischen Problematik um den Formenkreis der KHK [76] ist wie in unserem Modell zu fordern, daß die Gruppenbetreuung durch einen Psychologen bzw. Psychiater vervollständigt wird.

Zusammenfassend kann festgestellt werden, daß der Schwerpunkt unserer Bemühungen um die Rehabilitation der Patienten mit KHK in unserem engeren Lebensraum in der Neugründung weiterer Gruppen ohne Verlust an Qualität in der Gruppenbetreuung, in einem vermehrten Augenmerk auf psychologische

Probleme der Patienten und vermehrter Öffentlichkeitsarbeit zur Problematik der Krankheit liegen muß. Die Sekundärprävention nach Myokardinfarkt in Koronarsportgruppen ist als ein wichtiger Teil in der umfassenden Therapie der KHK anzusehen.

8 Literatur

1. Åstrand PO, Rodahl K (1971) Textbook of work physiology. Springer, Berlin Heidelberg New York
2. Ballantyne FC, Clark RS, Simpson SH, Ballantyne D (1982) The effect of moderate physical exercise on the plasma lipoprotein subfractions of male surrivers of myocardial infarction. Circulation 65: 5
3. Berg A (1983) Effekte körperlichen Trainings auf die altersabhängigen Lipoproteinveränderungen. Herz Kreislauf 8: 393
4. Berg A, Keul J, Stippig L, Stippig J, Huber G (1979) Effekte eines ambulanten Trainingsprogrammes auf Herz, Kreislauf und Stoffwechsel bei Patienten mit koronarer Herzkrankheit. Herz Kreislauf 11: 236
5. Berg A, Keul J, Stippig J, Stippig L, Huber G, Kindermann W (1980) Die Bedeutung eines praxisorientierten Belastungstests (Laufbandergometrie) für Patienten mit koronarer Herzkrankheit. Herz Kreislauf 8: 352
6. Berg A, Stippig J, Keul J, Huber G (1980) Bewegungstherapie in ambulanten Koronargruppen. II. Auswirkung der Bewegungstherapie auf den Stoffwechsel, insbesondere die Lipoprotein-Cholesterinverteilung. Dtsch Z Sportmed 7: 205
7. Berg A, Stippig J, Keul J, Huber G (1980) Bewegungstherapie in ambulanten Koronargruppen. I. Zur Beurteilung der Leistungsfähigkeit und Belastbarkeit von Patienten mit koronarer Herzkrankheit. Dtsch Z Sportmed 7: 200
8. Berg A, Kollner H, Stippig J, Keul J (1983) Ein definierter Laufbandtest (Steigversuch) bei gesunden Männern unterschiedlichen Altersgruppen. Herz Kreislauf 3: 124
9. Berg A, Lehmann M, Keul J (1986) Körperliche Aktivität bei Gesunden und Koronarkranken. Thieme, Stuttgart New York
10. Bergmann H, Varnauskas E (1970) The haemodynamic effects of physical training in coronary patients. Med Sport 4: 138
11. Bloch A, Bersier AL (1979) Die Psychologie des Koronarpatienten. Folia Psychopract S 5
12. Blömer H (1984) Stellenwert der nicht invasiven Diagnostik vor der Aufnahme in ambulante Koronargruppen. In: Halhuber C (Hrsg) Ambulante Herzgruppen, Wege der Patientenführung, Bd 5. Perimed, Erlangen, S 50

13. Blumenthal JA (1982) Physiological and psychological variables predict compliance to proscribed exercise therapie in patients acovening from myocardial infarction. Psychosom Med 6: 518
14. Bock H, Ilker HG (1974) Infarktrehabilitation in Vereinssportgruppen nach dem „Hamburger Modell“. Sportarzt Sportmed 4: 80
15. Bös K, Wydra G (1983) Effektivität bewegungstherapeutisch ausgerichteter stationärer Heilbehandlungen. Dtsch Z Sportmed 7: 218
16. Brand G (1974) Ernährungsberatung bei Herzinfarktpatienten. Ärztl Prax 57: 2607
17. Breithaupt H, Demuth F, Baier H, Walther J (1984) Katamnestische Untersuchungen nach Herzinfarkt-Anschlußheilverfahren. Herz Kreislauf 10: 514
18. Brocher T (1976) Gruppendynamik und Erwachsenenbildung. Hofmann, Schorndorf
19. Brownell KD, Bachorik PS, Ayerle RS (1982) Changes in plasma lipid and lipoprotein levels in men and women after a program of moderate exercise. Circulation 65: 477
20. Brusis OA, Weber H (1980) Handbuch der Koronargruppenbetreuung. Perimed, Erlangen
21. Buchwalsky R (1983) Hat körperliches Training direkte Auswirkung auf Muskeldurchblutung und Herzfunktion bei peripherer und koronarer Herzkrankheit? Herz Kreislauf 6: 254
22. Carruthers M (1982) Gibt es eine westliche Art zu sterben? Antwort aus dem Osten. In: Kielholz P (Hrsg) Psychosomatische Herz-Kreislaufstörungen, wann und wie behandeln? Huber, Bern, S 120
23. Clarsen JP, Trap-Jensen J (1970) Effects of training on the distribution of cardiac output in patient with coronary artery disease. Circulation 42: 611
24. Dembroski TM (1978) Coronary prone behaviour. Springer, Berlin Heidelberg New York
25. Dézsy J (1985) Gesundheitsreport. Maudrich, Wien
26. Donat K (1975) Kardiologische Prävention und Rehabilitation am Wohnort. Perimed, Erlangen
27. Donat K, Krasemann EO, Rock H et al. (1976) Die Herzinfarktrehabilitation nach dem Hamburger Modell. Herz Kreislauf 8: 301
28. Dunbar F (1982) In: Kielholz P (Hrsg) Psychosomatische Herz-Kreislauf-Störungen, wann und wie behandelt? Huber, Bern, S 37
29. Eppstein FH (1965) The epidemiology of coronary heart disease: A review. J Chronic Dis 18: 735
30. Fetz F (1964) Allgemeine Methodik der Leibesübungen. Hofmann, Schorndorf
31. Flöthner R, Ingbert S, Rost R, Treencken K (1981) Ambulante Koronargruppe - Wege der Patientenführung. Perimed, Erlangen
32. Frick MH, Katila M (1968) Haemodynamic consequences of physical training after myocardial infarction. Circulation 37: 192
33. Friedman M, Rosenman RH (1959) Association of spezific prone behavior pattern with blood and cardiovascular findings. JAMA 169: 1286

34. Gordon DJ, Witztum JL, Hunninghake D, Gates S, Glueck CJ (1983) Habitual physical activity and high densitiy lipoprotein cholesterol in men with primary hypercholesterolemia. Circulation 67: 512
35. Grupe O (1970) Einführung in die Theorie der Leibeserziehung. Hofmann, Schorndorf
36. Hagberg JM, Ehsani AA, Holloszy JO (1983) Effect of 12 month of intensive exercise training on stroke volume in patients with coronary artery disease. Circulation 67: 1194
37. Halhuber C (1980) Rehabilitation in ambulanten Koronarsportgruppen. Springer, Berlin Heidelberg New York
38. Halhuber C (Hrsg) (1984) Ambulante Herzgruppen, Wege der Patientenführung, Bd 5. Perimed, Erlangen
39. Halhuber C, Halhuber M (1977) Sprechstunde Herzinfarkt. Karger, Basel
40. Halhuber C, Halhuber M (1980) Oeko-kardiologischer Zeitplan zur umfassenden Rehabilitation nach Herzinfarkt. In: Halhuber C (Hrsg) Rehabilitation in ambulanten Koronargruppen. Springer, Berlin Heidelberg New York, S 115
41. Halhuber M (1971) Vor und nach dem Herzinfarkt. Ärztl Fortbild 21: 61
42. Halhuber M (1985) Bewegungstherapie in der Kardiologie: Eine Bestandsaufnahme. Österr J Sportmed 2: 6
43. Hartmann KO (1974) In: Donat K (Hrsg) Kardiologische Prävention und Rehabilitation am Wohnort. Perimed, Erlangen, S 42
44. Hartung GH, Squires WG, Gotto AM (1981) Effect of exercise training on plasma high density litoprotein cholesterol in coronary disease patients. Am Heart J 101: 181
45. Holdhaus H, Bachl N, Hasenöhrl H, Nowak F (1983) Grundlagen der praxisbezogenen Leistungsdiagnostik. In: Trainingslehre-Sportmedizin, Skript. Österreichisches Institut für Sportmedizin (ÖISM; Eigenverlag), Wien
46. Hollmann W (1977) Zentrale Themen der Sportmedizin. Springer, Berlin Heidelberg New York
47. Hollmann W (1982) The reasons for recommending physical training as a preventive measure following myocardial infarction. In: Mathes P, Halhuber MJ (eds) Controversies in cardiac rehabilitation. Springer, Berlin Heidelberg New York, p 257
48. Hollmann W, Hettinger T (1980) Sportmedizin - Arbeits- und Trainingsgrundlagen. Schattauer, Stuttgart New York
49. Hopf R, Kaltenbach M, Petersen P (1977) Bewegungstherapie für Koronarkranke. Karger, Basel
50. Hüllemann KD (1975) Ambulante Dauerbetreuung von Herzinfarktpatienten in einer Sportgruppe - „Heidelberger Modell“. Sportarzt Sportmed 5: 91
51. Jenkins CD (1976) Recent evidence supporting psychologic and social risc factors for coronary disease. N Engl J Med 294: 987
52. Jenkins CD (1978) Education: A risk factor for death. N Engl J Med 299: 95

53. Jeschke D (1973) Frühzeitige, dosierte Bewegungstherapie bei frischem Myokardinfarkt (Frühmobilisation). Habilitationsschrift, Universität Tübingen
54. Jouve A et al. (1960) Personnalité et stress dans la genèse de l'ischémie cardiaque (angor et infarctus). Arch Mal Coeur (Rev Théros clér) 2: 154-165
55. Kimball CP, Krakowski AJ (1979) The teaching of psychosomatic medicine and consultation-liaison psychiatry. Bibliotheca Psychiatrica 159: 23
56. Koch K, Mielke W (1979) Gestaltung des Unterrichtes in der Leibeserziehung. Hofmann, Schorndorf
57. Krasemann EO (1977) Herzinfarkt - Rehabilitation. Perimed, Erlangen
58. Krasemann EO, Müller GW (1983) Untersuchungen zur Effektivität der Bewegungstherapie in ambulanten Koronargruppen. Herz Kreislauf 7: 328
59. Kreiss F (1976) Spiele mit älteren Menschen. In: Deutscher Sportbund (Hrsg) Sport für den älteren Menschen. DSB-Skriptum, Schorndorf
60. Kubicek F, Blazek G (1977) Ambulante Langzeitrehabilitation von Infarktkranken (klinische Beobachtungen am Krankengut der Jahre 1974 und 1975). Acta Med Austriaca 4: 24
61. Kubicek F, Blazek G, Blum I, Gaul G (1976) Ambulante Langzeitrehabilitation nach Myokardinfarkt. Dtsch Med Wochenschr 101: 674
62. Lagerstrøm D, Rost R, Hollmann W (1975) Sport im Rahmen der Herzinfarktrehabilitation am Wohnort. Jahrbuch der Deutschen Sporthochschule, Köln (Kölner Beiträge zur Sportwissenschaft, Bd 4)
63. Lagerstrøm D, Rost R, Hollmann W (1976) Sport im Rahmen der Herzinfarktrehabilitation am Wohnort - Belastungskriterien, Belastungsformen und Trainingsaufbau der Kölner Infarktsportgruppen. Hofmann, Schorndorf
64. Letac B, Cribier A, Desplances JF (1977) A study of left ventricular function in coronary patients before and after training. Circulation 56: 375
65. Leuß O, Bauer H, Muranski V, Egge H, Schumacher A, Blümchen G (1980) Effekt einer kombinierten Behandlung mit Diät und körperlichem Training auf die Lipoproteine von Herzinfarktpatienten. Herz Kreislauf 12: 174
66. Marty P et al. (1963) L'investigation psychosomatique. P.U.F., Paris
67. Mellerowicz H, Schmücker B (1976) Trainingswirkungen auf Herz und Kreislauf und ihre Bedeutung für die rehabilitative Kardiologie. Rehabilitative Kardiologie. Karger, Basel
68. Missmahl HP (1970) Frühaufstehen und Trainingsprogramm bei Patienten mit Herzinfarkt. Fortschr Med 10: 401
69. Nowacki PE (1981) Sport, Bewegungstherapie und sozialmedizinische Begutachtung. Beitr Sportmed 13: 144
70. Osler W (1910) The Lumeian Lectures on angina pectoris. Lancet I: 839
71. Rahe RH, Romo M, Bennet L, Siltanen P (1974) Recent life changes.

Myocardial infarction and abrupt coronary death. Arch Intern Med 133: 221
72. Rosenman RH, Chesney MA (1982) Psychological profils and coronary heart disease. In: Kielholz P (Hrsg) Psychosomatische Herz-Kreislauf-Störungen wann und wie behandelt. Huber, Bern, S 36
73. Rosenman RH, Brand RJ, Jenkins CD, Friedman M, Straus R, Wurm M (1975) Coronary heart disease in the western collaborative study group. Final follow-up expirience of 8½ years. JAMA 233: 872
74. Scheuer J (1982) Effect of physical training on myocardial vascularity and perfusion. Circulation 66: 491
75. Schultz IH (1973) Das autogene Training, 14. Aufl. Thieme, Stuttgart
76. Siegrist J (1984) Der Einfluß sozialer Faktoren auf die Entstehung chronischer Erkrankungen am Beispiel der ischämischen Herzkrankheiten. Internist (Berlin) 285: 659
77. Simma L, Benzer W (1985) Rehabilitation nach Herzinfarkt. Autogenes Training in der ambulanten Koronarsportgruppe. Wien Med Wochenschr 21: 527
78. Singer R (1982) Alterssport. Hofmann, Schorndorf
79. Stippig J (1983) Trainingsmethodische Aspekte in der BWT bei KHK. Theorie und Praxis der ambulanten BWT bei Patienten mit KHK. IX. Fortbildungstagung des Deutschen Sportärztebundes, Landesverband Baden
80. Stippig J, Berg A, Keul J (1984) Bewegungstherapie bei koronarer Herzkrankheit. Springer, Berlin Heidelberg New York
81. Strauzenberg SE (1984) Sports in older age. In: Bachl CN, Prokop L, Suckert R (eds) Current topics in sports medicine. Urban & Schwarzenberg, Wien München Baltimore, S 3
82. Syme SL (1975) Social and psychological risk factors in coronary heart disease. Mod Concept Cardiovasc Dis 44: 17
83. Theorell T (1973) Psychosocial factors and myocardial infarction - why and how? Adv Cardiol 8: 117
84. Uexküll T (1979) Lehrbuch der psychosomatischen Medizin. Urban & Schwarzenberg, München Wien Baltimore
85. Välimäki J, Hursti ML, Piklakoski C, Viikoris J (1980) Exercise performance and serumlipids in relation to physical activity. Int J Sports Med 1: 132
86. Varnauskas E, Bergmann H, Björntrop P (1966) Haemodynamic effects of physical training in coronary patients. Lancet II: 8
87. Vogelberg KH, Müller HJ, Utermann G (1982) Koronarinsuffizienz und HDL-Cholesterin bei 70jährigen Männern mit und ohne Bewegungstraining. Herz Kreislauf 5: 274